Haniksha Talreja
Anshul Singla
Amrita Puri

Efeitos da expansão maxilar na fonética

Haniksha Talreja
Anshul Singla
Amrita Puri

Efeitos da expansão maxilar na fonética

Uma revisão sistemática

ScienciaScripts

Cover image: www.ingimage.com

This book is a translation from the original published under ISBN 978-620-8-06515-7.

Publisher:
Sciencia Scripts
is a trademark of
Dodo Books Indian Ocean Ltd. and OmniScriptum S.R.L publishing group

120 High Road, East Finchley, London, N2 9ED, United Kingdom
Str. Armeneasca 28/1, office 1, Chisinau MD-2012, Republic of Moldova, Europe
Printed at: see last page
ISBN: 978-620-8-16155-2

RECONHECIMENTO

Gostaria de agradecer às muitas pessoas que tão generosamente contribuíram para o trabalho apresentado nesta dissertação.

Um profundo agradecimento ao meu Diretor ***DR. SACHIT ANAND ARORA*** *pela sua fé constante no meu trabalho, pelo seu apoio e orientação.*

Os nossos agradecimentos especiais vão para o ***DR. ANSHUL SINGLA*** *Diretor do Departamento de Ortodontia,*

I.T.S. Dental College and Research Institute, Greater Noida, que é também o meu guia entusiasta e sempre clemente. Um voto especial de apreço vai para o meu co-orientador, o Prof,

DR. AMRITA PURI*, que esteve sempre pronta a ajudar-me. Trabalhar com elas nesta dissertação foi uma experiência fantástica. Agradeço-lhes de todo o coração, não só pelo seu enorme apoio académico, mas também por me terem dado uma motivação constante e uma cooperação frutuosa ao longo do meu trabalho.*

Gostaria também de agradecer à minha equipa competente, o leitor, ***DR. RAJESHWAR****, Professor Sénior,* ***DR. SHRUTI SHARMA****, Professor Sénior,* ***DR. MATHEW KOSHY VAIDYAN****, Departamento de Ortodontia e Ortopedia Facial, I.T.S. Dental College and Research Institute, Greater Noida, pelo seu eterno apoio e encorajamento na realização desta dissertação.*

Uma menção especial vai para os meus seniores ***DR. TANU SHARMA, DR. LINGHOICHONG CINDY HAOKIP, DR.***

LALDINGNGHETI RALTE, DR. AAYUSHI SUREKA E DR. TANZIM AHMED *por me terem encorajado e por terem alimentado o meu entusiasmo pela dissertação.*

Gostaria também de estender a minha mais profunda gratidão aos meus colegas de grupo ***DR.DEEPIKA SINGH , DR. LALNUNPUII PAUTU, DR. ASTHA VERMA E DR. PARAG GHODAKE*** *pelos seus*

dias constantes de amor e apoio quando mais se precisava.

Não há palavras para expressar a minha gratidão aos meus pais, ***Sr. GULSHAN TALREJA*** *e* ***Sra. KOMAL TALREJA. KOMAL TALREJA,*** *os meus*

O irmão ***CHIRAG TALREJA*** *que, à distância, tem sido o meu apoio constante e sempre me motivou a trabalhar mais. Eles são as pessoas mais importantes da minha vida e é a eles que dedico esta dissertação. Sem o apoio da minha família, não teria sido possível realizar esta maravilhosa jornada.*

Por último, gostaria de agradecer a Deus por me ter permitido ultrapassar todas as dificuldades. Vou continuar a confiar em ti para o meu futuro.

Dr. Haniksha Talreja

ÍNDICE

LISTA DE ABREVIATURAS

S.NO.	ABBREVIATION	DESCRIPTION
1	RME	Rapid maxillary expansion
2	TMJ	Temporomandibular joint
3	ENT	Ear nose throat
4	APQ	Amplitude perturbation quotient
5	RAP	Relative average perturbation
6	ANOVA	Analysis of variance
7	CLP	Cleft lip and palate

INTRODUÇÃO

As ligações entre os sistemas respiratório e ressonador da laringe resultam em interações entre a voz e a fala, que constituem um processo fisiológico complexo. A qualidade vocal pode ser afetada por cirurgia oral, nasal ou faríngea. Quaisquer modificações no aparelho vocal, incluindo aquelas que alteram a morfologia ou a rigidez das cavidades ressonantes, podem ter um impacto na fala.[1]

O estudo dos sons da fala, incluindo a forma como são produzidos e percepcionados, é conhecido como fonética. Uma vez que aproximadamente 90% das consoantes inglesas são articuladas na cavidade oral anterior, pensa-se que as ligações oclusais e maxilares podem ter um efeito na articulação. As malformações da boca que conduzem a anomalias necessárias e talvez compensatórias podem resultar num discurso patológico.

As vogais na fonética são sons simples que são mais fáceis de caraterizar acusticamente. As frequências de formação das vogais são influenciadas pela forma do trato vocal e dependem da posição da língua em relação ao palato duro e à faringe. Estas alterações podem ser descritas matematicamente através da identificação de picos no espetro de frequências, e esta é a informação de que as pessoas necessitam para distinguir os sons da fala.

A língua é um dos principais órgãos responsáveis pela produção de sons. A posição, orientação e forma diferentes da língua influenciam a produção de vogais e consoantes. Quando se pronuncia uma vogal alta ou fechada, como /i/ ou /u/, a língua é arqueada em direção ao céu da boca, enquanto as vogais baixas ou abertas, como /a/, são produzidas com a língua relativamente plana e baixa na boca.[2]

A deficiência transversal do maxilar é tratada ortopedicamente com a expansão rápida do maxilar (ERM). A divisão piramidal da maxila ao nível dos incisivos, ligeiramente abaixo das válvulas nasais, é a forma como a ERM consegue a expansão. Supõe-se que isto provoca o crescimento da cavidade nasal.[3]

Como clínicos, é importante estarmos cientes de quaisquer dificuldades potenciais decorrentes do uso de nossos aparelhos, a fim de educar adequadamente os pacientes sobre o que esperar. As complicações na fala resultantes do uso de um expansor ortodôntico são frequentemente negligenciadas. Além de alterar a fala, o aparelho de ERM também pode modificar o volume palatino e a postura da língua, alterando a área de articulação da língua com o palato e alterando o mecanismo de ressonância oral através da ampliação da cavidade oral. [4]

Outra possível causa de problemas vocais é a congestão nasal. A qualidade da voz nas regiões oral, nasal ou faríngea pode ser afetada pela discrepância maxilar transversal em conjunto com uma estrutura do trato vocal significativamente comprometida. O aparelho de ERM para a expansão da sutura palatina mediana afecta o volume nasal através da separação das paredes laterais da cavidade nasal durante o crescimento do arco nasal, o que alivia as dificuldades respiratórias. Foi proposto que as alterações na estrutura óssea provocadas pelo alargamento e pelo aumento do trato respiratório superior também afectam a qualidade da voz. [3] O alargamento da arcada maxilar estreita com um aparelho bastante grande pode dificultar o contacto correto da língua com o palato, o que é necessário para produzir sons de fala normais. A expansão maxilar é um procedimento ortodôntico frequentemente realizado e um número significativo de pacientes apresenta alterações na função vocal após a expansão maxilar. O nosso conhecimento sobre as manifestações auditivas e perceptivas destas alterações é adquirido a partir de investigações de escala relativamente pequena que utilizaram uma variedade de métodos. Para compreender melhor as alterações que ocorrem em diferentes domínios de medição, combinamos dados de avaliações auditivas, perceptivas e instrumentais. Esta revisão sistemática será conduzida para estudar o impacto da expansão maxilar na fala e os resultados deste estudo ajudarão no pré-tratamento e no aconselhamento interdisciplinar para pacientes ortodônticos que recebem expansores palatinos.

REVISÃO DA LITERATURA

1) Laine T(1986)[5] investigou as perturbações articulatórias na fala relacionadas com o tamanho das arcadas alveolares. No seu estudo, foi examinado um grupo de estudantes universitários de língua finlandesa, 179 mulheres e 72 homens (idade média de 22,9 anos), com o objetivo de estudar as associações entre as perturbações articulatórias da fala e o tamanho das arcadas dentárias da maxila e da mandíbula. Nos exames clínicos, os distúrbios articulatórios da fala foram registados de forma independente por duas terapeutas da fala e foram classificados de acordo com as distorções dos diferentes sons e erros no lugar da articulação. O objetivo deste estudo foi verificar se variações na altura do palato e nas dimensões dos arcos alveolares da maxila e da mandíbula estão associadas à ocorrência de distúrbios articulatórios na fala e, em caso afirmativo, quais sons são distorcidos e como. De acordo com a análise de co-variância, controlando os efeitos da idade, sexo, história de tratamento odontológico prévio e terapia fonoaudiológica, parece haver uma tendência de os indivíduos com distorção do som /s/ apresentarem um palato ligeiramente mais estreito do que os indivíduos com som /s/ correto. As pessoas com consoantes medio-alveolares produzidas muito anterior ou lateralmente tendem a ter um comprimento palatal menor, e aquelas com consoantes produzidas muito posteriormente, um comprimento palatal maior do que as pessoas sem esses distúrbios articulatórios. A altura do palato foi ocasionalmente associada a distorções de algumas consoantes, mas não a qualquer tipo definido de disfunção da língua durante a pronúncia. O tamanho da arcada dentária mandibular não foi relacionado a nenhum distúrbio articulatório na fala. A ocorrência de sons /s/ distorcidos e de sons produzidos muito posteriormente foram associados a alterações na largura do palato. Os indivíduos com som /s/ mal produzido apresentaram um palato mais estreito em todos os segmentos do que os indivíduos sem esse distúrbio. A largura do palato também foi sistematicamente menor nos indivíduos com sons produzidos muito posteriormente. Os presentes resultados sugerem que o tamanho da arcada dentária da maxila, mas não da mandíbula, está, de certa forma, relacionado com as distorções das consoantes medio-alveolares. O comprimento e a largura do palato parecem estar associados a erros de local de articulação e a altura do palato está ocasionalmente associada a distorções de algumas consoantes. As associações não são, no entanto, sistemáticas e são numericamente bastante fracas.

2) **R. Pahkala, T. Laine, e M. Narh (1995)**[6] , realizaram uma investigação longitudinal sobre diferentes disfunções orofaciais em crianças em crescimento com o objetivo de determinar se existem associações entre erros de articulação da fala, distúrbios craniomandibulares (DMC) e problemas na motricidade oral em 219 crianças com e sem distúrbios articulatórios da fala no Grupo de Referência Hospitalar (HRG) do Departamento de Otorrinolaringologia e Foniatria do Hospital Universitário de Kuopio, Finlândia.Verificou-se que as distorções /s/- e /r/- eram os erros de articulação mais comuns, sendo todos os outros erros de articulação raros. As perturbações de /S/- ocorreram em 61% dos HRG e em 49% dos controlos, e as perturbações de /r/- em 20% e 5%, respetivamente.

A diferença entre os grupos foi estatisticamente significativa para as perturbações /r/. Neste estudo concluiu-se que o som /s/ em indivíduos com um palato mais estreito em todos os segmentos era distorcido a uma taxa mais elevada. Uma explicação para esta distorção é o facto de haver menos espaço disponível para os movimentos da língua necessários para uma fala adequada. Os modelos de regressão logística múltipla mostraram que certos aspectos da má oclusão dentária, tais como o grande overjet, a mordida aberta anterior e a mordida cruzada lateral, e certos sinais de DMC, tais como a sensibilidade palpebral da ATM, o desvio da mandíbula na abertura e o bruxismo, estavam relacionados com as más articulações da fala. Crianças com sons produzidos muito posteriormente pareciam ter uma abertura máxima menor, mas maiores capacidades de movimento laterotrusivo e protrusivo da mandíbula do que crianças com articulação correta da fala. Apesar da maturação das habilidades motoras orais com a idade, entre as crianças de 9-11 anos de idade, várias disfunções orofaciais ainda pareciam estar associadas umas às outras. Isto indica provavelmente a fixação de certas articulações incorrectas da fala e não a imaturidade do controlo motor fino.

3) **Pinto de Moura C. et al(2008)**[7] fizeram um estudo prospetivo para avaliar os efeitos da expansão rápida da maxila (ERM) na qualidade da voz em crianças com síndrome de Down. De acordo com eles, a expansão rápida da maxila leva a um alargamento do perímetro do arco e também proporciona mais espaço para o alinhamento dos dentes apinhados. Embora o principal efeito da expansão rápida da maxila seja observado clinicamente na área da dentição, o

alargamento transversal do osso apical pode ser considerado um benefício adicional, o que também afeta a largura nasal. Geralmente, essas mudanças resultam em alteração do fluxo aéreo nasal, com consequente melhora da ventilação nasal. Devido à estreita relação entre essas estruturas e as funções que desempenham, várias funções relacionadas à musculatura orofacial também podem melhorar. Estas considerações levaram-nos a realizar o primeiro estudo em crianças com síndrome de Down que analisou o efeito da expansão rápida da maxila na evolução dos sintomas ORL e nos parâmetros relacionados com a função. Essas 26 crianças foram então divididas em três grupos de acordo com a idade: quatro a seis anos, sete a nove anos e dez a 12 anos. As crianças de cada um destes subgrupos foram distribuídas aleatoriamente, através de uma tabela de dígitos aleatórios, para receberem expansão rápida da maxila ou nenhum tratamento específico. A avaliação acústica (software Praat® - 4.1) e percetual da voz foi realizada em 24 crianças com SD, com idades entre 4 e 12 anos, que foram distribuídas aleatoriamente entre os grupos ERM e não expandido (NE). Foram feitas duas avaliações principais; uma antes da expansão e a segunda após duas a quatro semanas de ERM ativa e um período de retenção de 5 meses. Verificou-se que a ERM produziu mudanças significativas na frequência de F1 da vogal /a/ das vozes das crianças Downs, provavelmente relacionadas à alteração do ajuste vertical da língua. Também mostrou uma tendência a diminuir a dispersão de F0 em todas as vogais estudadas, ilustrando uma maior estabilidade na produção de F0. Esses resultados estão relacionados à correção de algumas deformidades esqueléticas típicas do terço médio da face, como o alargamento do osso maxilar, com melhora do fluxo aéreo das vias aéreas superiores e aumento do espaço para a língua na cavidade oral. Estes resultados indicaram uma melhor permeabilidade das vias aéreas superiores e um aumento do espaço na cavidade oral. Consequentemente, foi observada uma redução na protrusão da língua e no drible. Apesar da ausência de diferenças significativas nos parâmetros da terapia da fala, variáveis como a articulação dos sons da fala e a mobilidade da língua mostraram uma maior melhoria no grupo de expansão rápida da maxila do que no grupo de controlo, presumivelmente devido ao aumento do espaço na cavidade oral, que permitiu uma melhor mobilidade e, consequentemente, uma fala mais inteligível, mas as diferenças entre os dois grupos não foram evidentes na avaliação da terapia da fala.

4) **Sari, E., & KiliÇ, M. A. (2009)**[8] realizaram um estudo prospetivo em seis pacientes ortodônticos (três homens e três mulheres), com idades entre 16-29 anos (média: 20, DP: 2,5 anos), que necessitaram do uso de um dispositivo de ERM (expansão do tipo Hyrax) com base nos seus planos de tratamento individuais no Kasimpasa Navy Hospital. O objetivo deste estudo foi investigar o efeito da expansão rápida cirúrgica da maxila (ERM) na produção de vogais. Todos eles eram falantes nativos de turco e não tinham antecedentes de perturbações ou dificuldades de fala ou audição. Nenhum outro aparelho ortodôntico foi utilizado na arcada maxilar durante o estudo. No início do tratamento, foi realizada uma osteotomia do tipo Le Fort I sob anestesia geral e a junção pterigomaxilar foi libertada bilateralmente com um osteótomo afiado em todos os pacientes. Cada paciente foi tratado com um aparelho de expansão Hyrax (OSI, Wilmington, Delaware), segundo a técnica tradicional (Fairbanks e

Lintner, 1951). O aparelho de expansão foi ativado um quarto de volta de manhã e outro quarto de volta à noite, imediatamente após a cirurgia, todos os dias durante 2-3 semanas, até se conseguir a expansão necessária. Após a conclusão da expansão desejada na maxila, o aparelho Hyrax foi removido. Os registos de fala foram obtidos sem quaisquer aparelhos orais. Todos os pacientes foram submetidos a terapia convencional com aparelho fixo, utilizando uma barra maxilar para estabilização da maxila após a obtenção dos registos de fala. As amostras de fala foram gravadas a uma taxa de amostragem de 44 100 Hz e resolução de 16 bits com um microfone de condensador de alta qualidade (RODE NT2-A) num computador portátil (Intel Pentium 3 863 Mhz, 512 MB de RAM). Todas as gravações foram efectuadas numa sala silenciosa do mesmo hospital. O material de fala consistiu em oito vogais ([a], [E], [M], [i], [c], [œ], [u], [y]) produzidas isoladamente pelos falantes, duas vezes - antes da cirurgia e após a realização da expansão maxilar. Os pacientes não utilizaram aparelhos fixos durante os registos de fala. Neste estudo, as vogais [i] e [œ] apresentaram menor frequência de F2 após a expansão maxilar, embora [i] e [œ] sejam vogais altas (a posição da língua é alta), de modo que, em condições normais, o valor de F2 é alto. O segundo formante das vogais [i] e [œ] foram produzidos quando havia um pequeno volume na porção anterior da cavidade oral. Uma pequena alteração no volume da mesma, devido à expansão rápida da maxila, foi suficiente para que houvesse uma diferença acústica. No entanto, neste estudo, não foi observada alteração estatisticamente significante para o som [E], ao contrário dos sons [i] e [œ]. Este facto pode dever-se ao facto de os doentes reajustarem os seus padrões articulatórios para manterem o grau de precisão necessário à manutenção de um som de fala normal. Assim, concluiu-se que a alteração da cavidade oral anterior produziu a observação de um F2 baixo, especialmente para as vogais anteriores como [i] e [œ] e a influência da expansão maxilar foi demasiado pequena para causar quaisquer diferenças nas propriedades acústicas das outras vogais.

5) **Felippe O, Silveira A,Viana G e Smith B (2010)**[9] estudaram a influência dos expansores palatinos no conforto oral, fala e mastigação através de um questionário que foi distribuído a pacientes que receberam expansores palatinos nos últimos 3 a 12 meses em vários consultórios particulares e numa clínica de pós-graduação em ortodontia. O questionário continha 23 perguntas, 7 relacionadas com o conforto oral (secção 1), 6 com a fala (secção 2), 5 com a mastigação (secção 3) e 5 com a deglutição (secção 4). As respostas dos sujeitos foram categorizadas de acordo com seus aparelhos.

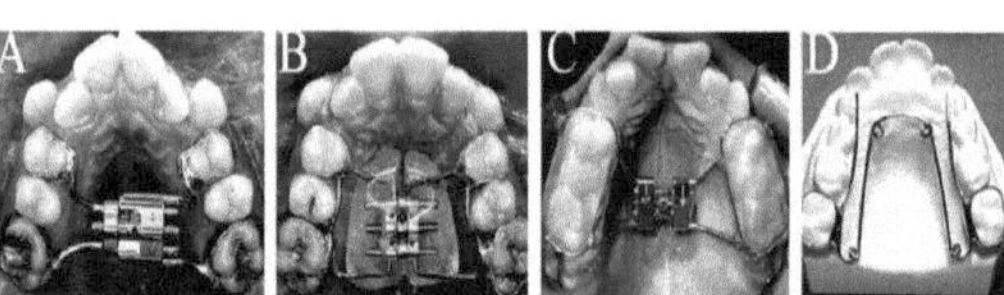

Fig 1. Types of expanders included in the study: **A,** Hyrax; **B,** Haas; **C,** bonded; **D,** quad-helix.

Consideraram que qualquer malformação dos tecidos ósseos, musculares, dentários ou moles, bem como qualquer aparelho que impeça o aparecimento ou o movimento dos articuladores dos sons da fala, pode ter impacto na produção da fala. Devido à possibilidade de compensações do mecanismo e à capacidade de um ato motor se ajustar à mudança de pontos de referência, muitas pessoas conseguem uma fala normal apesar da posição incorrecta dos dentes, como é o caso da má oclusão e da posição anormal dos dentes em relação a problemas de articulação.

Assim como ocorre com as consoantes labiodentais ou linguoalveolares, os aparelhos dentários podem resultar em erros de produção articulatória, porém, devido à adaptação funcional, essas perturbações são minimizadas após um breve período de uso. Independentemente do tipo de aparelho expansor, os resultados do estudo revelaram que a maioria dos pacientes apresentou desconforto oral agudo, com dificuldade para falar e mastigar. No entanto, estas perturbações limitaram-se à semana inicial após a cimentação do dispositivo. No final da primeira semana, foi observada uma adaptação notável ao aparelho em todas as áreas examinadas. Para além disso, a idade não teve qualquer efeito nas variáveis; tanto os adolescentes mais velhos como os pacientes mais novos responderam ao nosso inquérito de forma comparável, não havendo qualquer indicação de que as respostas estivessem relacionadas com o sexo.

6) **Stevens K ,Bressmann T, Gong SG e Tompson B(2011)[10]** estudaram o impacto de um expansor palatino rápido na articulação da fala. Foram recrutados para o estudo vinte e dois pacientes planeados para tratamento com um EPR na Clínica de Ortodontia da Universidade de Toronto. Treze pacientes eram do sexo feminino e nove do sexo masculino, com idades entre 9 e 19 anos (média de 14 anos). Com base nas decisões dos residentes, 11 pacientes receberam aparelhos bandados e 11 pacientes receberam aparelhos colados. Uma gravação da fala com aproximadamente 5 minutos de duração foi feita 6 vezes durante o tratamento. Cada paciente leu todas as 35 frases em 6 momentos: imediatamente antes da colocação e cimentação do EPR

(TP1); 15 minutos após a colocação do EPR (TP2); durante a fase de ativação do EPR, normalmente 2 a 4 semanas após a primeira gravação (TP3); durante a fase de retenção do EPR, normalmente 2 a 3 meses após a primeira gravação (TP4); após a remoção do EPR, normalmente 5 a 6 meses após a primeira gravação (TP5); e 1 a 2 meses após a remoção do EPR, normalmente 6 a 8 meses após a primeira gravação (TP6). A média das classificações dos ouvintes das 3 frases para cada um dos 6 momentos mostrou que, no TP2, os escores de aceitabilidade da fala dos pacientes aumentaram (a aceitabilidade da fala deteriorou-se). Com o passar do tempo, os escores de aceitabilidade diminuíram (aceitabilidade da fala melhorou), só retornando aos níveis do TP1 no TP5. No TP6, os escores diminuíram em relação aos níveis do TP1 (melhora da aceitabilidade da fala). Para a vogal /i/, o primeiro formante aumentou, e o segundo formante diminuiu de frequência, indicando centralização da vogal. Os formantes voltaram aos níveis pré-tratamento durante o tratamento. Para as fricativas (/s/ e f/), as relações entre as frequências baixa e alta indicaram que as fricativas foram distorcidas quando o aparelho foi colocado. As relações voltaram aos níveis basais quando o aparelho foi removido. As distorções foram maiores do que as do aparelho com bandas, apesar do efeito "bite-block" das coberturas acrílicas dos dentes. O RPE colado foi fabricado com o mínimo de acrílico na superfície oclusal. Estudos que examinaram o efeito de bloqueios de mordida encontraram uma rápida adaptação a pequenos blocos de mordida. A altura do EPR colado neste estudo foi comparável a um pequeno bloco de mordida, pelo que a perturbação adicional foi provavelmente insignificante. Os RPE do tipo Hyrax demonstraram ter um efeito negativo na fala. A adaptação ao RPE foi inicialmente incompleta, mas os pacientes adaptaram-se ao aparelho. Após o tratamento, as classificações de aceitabilidade da fala dos pacientes foram melhores do que antes do tratamento e, portanto, antes de um paciente se submeter ao tratamento com EAR, o clínico deve aconselhar o paciente e os pais sobre a natureza e a cronologia dos efeitos do aparelho na fala.

7) **Macari A,Ziade G, Khandakji M, Tamim H e Hamdan A(2015)**[11] , realizaram um estudo transversal com o objetivo de avaliar o efeito da ERM nos parâmetros da voz (frequência fundamental e frequências formantes F1-F4). A hipótese foi que a ERM terá impacto na voz ao alterar suas caraterísticas ressonantes. Foram recrutados para o estudo 14 pacientes consecutivos, com idades entre 8 e 15 anos, que buscavam tratamento ortodôntico com a utilização de ERM para uma maxila constrita, na Divisão de Ortodontia e Ortopedia Facial de um centro médico universitário. A presença de disfonia foi descartada por um especialista em fonoaudiologia, que realizou posteriormente a análise acústica. No espaço de uma hora, antes do início da ERM (T1) e após 2 semanas (T2) de expansão ativa, foi efectuado o seguinte conjunto de registos em todos os pacientes incluídos no estudo: impressões em alginato para os moldes de estudo e A análise acústica utilizando o Visi-Pitch IV (modelo 3300; KayPENTAX, Montvale, NJ) foi realizada entre as 14 e as 17 horas para excluir as variações diárias e a influência do tempo nos parâmetros da voz. Foram incluídas as seguintes medidas: (1) frequência fundamental média F0 da voz registada pedindo ao paciente para pronunciar continuamente a vogal "a" durante 2

segundos num tom e intensidade confortáveis; (2) frequência habitual registada pedindo ao paciente para contar de 1 a 10 numa voz normal; (3) frequências de formantes registadas pedindo a cada indivíduo para pronunciar e manter, num tom e intensidade confortáveis, os sons das vogais /a/, /i/, /o/ e /u/. Após o registo de cada vogal, foram determinadas as frequências formânticas F1, F2, F3 e F4 e concluiu-se que a ERM tem impacto na voz. Os resultados deste estudo indicam claramente que a ERM resulta em uma queda significativa de F1/a/ e F2/a/ . Mais ainda, a associação entre a diferença nas medidas do arco e a diferença nos quatro formantes para as vogais /a/, /i/, /o/ e /u/ revelou uma correlação positiva e moderada para F1/a/ e perímetro do arco e F2/u/ e largura do arco. Houve também uma associação negativa e forte entre F4/o/ e a largura do arco e F4/u/ e a profundidade do arco. Na população pediátrica, os resultados desta investigação indicam claramente que a aplicação do expansor palatino no tratamento da constrição maxilar leva a um abaixamento significativo do primeiro e segundo formantes para a vogal /a/, o que mostra que a ERM tem um impacto na voz. Indivíduos com maxila constrita submetidos à aplicação rápida do expansor palatino devem estar cientes da potencial mudança na qualidade da voz.

8) **Yurttadur G, Basclftcl F A,Ozturk K(2016)**[12] elaborou um estudo clínico, prospetivo e controlado com o objetivo de avaliar os efeitos da expansão rápida da maxila (ERM) na função vocal em pacientes com mordida cruzada maxilar bilateral. A obstrução nasal é um dos fatores etiológicos dos distúrbios da voz. A terapia de ERM causa um endireitamento do septo nasal, abaixamento da abóbada

palatina e um aumento na largura e no volume nasal, o que facilita a respiração nasal em respiradores bucais. Eles relataram que 80% dos pacientes passaram de respiradores bucais para respiradores nasais após a terapia com ERM. A expansão da via aérea superior pode afetar a qualidade da voz como resultado de alterações esqueléticas. O grupo de tratamento incluiu 20 indivíduos (14 do sexo feminino e 6 do sexo masculino, idade média: 14,16 ± 1,71; variação: 12-17), tal como o grupo de controlo (13 do sexo feminino e 7 do sexo masculino; idade média: 14,4 ± 1,42; variação: 12-17), totalizando 40 indivíduos. Amostras acústicas de voz foram gravadas de todos os pacientes em T1 e T2 pelo Multi-Dimensional Voice Program (MDVP Model 5105) para análise acústica no Computerized Speech Lab (CSL). A vogal /a/ serve como núcleo fonológico de muitas sílabas, pelo que foram examinados os parâmetros da vogal /a/ na avaliação da voz. T1 representou a iniciação para o grupo de controlo e antes da cimentação da ERM para o grupo de tratamento. T2 representou 4 meses após a primeira medição do grupo de controlo e no final do período de retenção (remoção do aparelho) para o grupo de tratamento. No grupo de tratamento, foi utilizado o aparelho de ERM McNamara modificado, adicionando acrílico na área do palato. O aparelho foi ativado com um quarto de volta (2x¼ de volta=0,5 mm) duas vezes por dia durante a primeira semana para superar a resistência da sutura palatina mediana; a ativação foi reduzida para um quarto de volta uma vez por dia após a abertura radiográfica da sutura e continuada até que 2-3 mm de superexpansão (sobrecorreção) fossem obtidos (tempo médio: 4-6 semanas). A hipótese do estudo foi que a terapia com ERM afeta a qualidade da voz porque resulta em um posicionamento anterior e alterado da língua. Não houve alterações significativas nos valores de F1, F2, F3 ou F4 na análise espectrográfica realizada após a ERM. Não houve alterações significativas nos parâmetros vocais de F0(: número de vibrações da prega vocal por segundo), shimmer (variação a curto prazo (ciclo a ciclo) da amplitude da voz entre ciclos adjacentes de vibrações da prega vocal) e percentagens de jitter (variação a curto prazo (ciclo a ciclo) da frequência fundamental de um sinal), APQ (fator de suavização para shimmer), RAP (diferença média absoluta entre um período e a média desse período e dos dois períodos vizinhos mais próximos, dividida pelo período médio), ou NHR (razão média da energia inarmónica (ruído) para a energia espetral harmónica) foram detectados após a ERM. Concluiu-se com este estudo que, como a ERM não altera a qualidade vocal ou a ressonância, sua aplicação em pacientes é segura.

9) **Lee J, Shaiman S, e Weismer G (2016)**[13] estudaram a relação entre as posições da língua e as frequências dos formantes em falantes do sexo feminino. Este estudo examinou a relação (1) entre o espaço vocálico acústico e o espaço vocálico cinemático da língua correspondente e (2) entre as frequências dos formantes (F1 e F2) e as coordenadas x-y da língua para o mesmo ponto de amostragem temporal. Treze adultos saudáveis do sexo feminino participaram deste estudo. A articulografia electromagnética e os registos acústicos sincronizados foram utilizados para obter dados acústicos das vogais e cinemáticos da língua em dez tarefas de fala. Uma das principais conclusões deste estudo é que as inferências sobre o tamanho do espaço articulatório lingual a partir de medidas acústicas do espaço das vogais parecem, à primeira vista, ser razoáveis na maioria dos

falantes estudados, mas não há maneira, pelo menos no momento atual, de identificar os falantes para os quais a inferência não é razoável. Mais especificamente, as inferências são claramente mais consistentes para a variação dentro do falante no espaço acústico das vogais, em comparação com a variação entre falantes. Os dados do presente estudo sobre a inferência das frequências dos formantes para caraterísticas específicas da produção das vogais sugerem que F1 fornece informação relativamente boa sobre a abertura relativa do trato, enquanto F2 está relacionada de uma forma mais complexa com a abertura e o avanço da língua. As correlações dos formantes individuais com as posições da língua mostraram que F1 variou fortemente com as variações da posição da língua na dimensão y, enquanto F2 foi correlacionado em igual magnitude com variações nas posições x e y. Uma segunda conclusão é que as variações de F1 reflectem a altura da língua, mas F2 é um reflexo muito mais complexo da variação da língua em ambas as dimensões. O local e o grau de constrição do trato vocal desempenham um papel significativo na produção das vogais e diferem consoante as vogais-alvo. A configuração do trato vocal para a produção de vogais envolve toda a cavidade vocal (por exemplo, lábios, língua, palato duro, parede faríngea, etc.). No entanto, o local e o grau de constrição do trato vocal são controlados principalmente pela posição da língua. Como resultado da relação entre o local e o grau de constrição do trato vocal para as vogais e as frequências dos formantes, as suposições de relações simplificadas entre a posição da língua e as frequências dos formantes foram generalizadas no campo.

10) Biondi E. et al(2017)[14] ,realizou uma análise fonética durante o tratamento com expansor rápido da maxila em que trinta e cinco pacientes programados para ERM foram divididos em dois grupos: Grupo A (Hyrax de dois braços com banda) e Grupo B (Hyrax de quatro braços com banda). Foram recolhidas amostras de fala em seis momentos, antes, durante e após a remoção da ERM. O seu objetivo era comparar os parâmetros pré e pós-expansão relacionados com a cavidade oral. Além disso, investigar possíveis diferenças entre as ERMs Hyrax de dois braços13 e de quatro braços, para avaliar se o dispositivo mais volumoso interfere mais na fala. Para isso, a análise acústica foi realizada usando as ferramentas de análise PRAAT e BioVoice. As amostras de fala foram recolhidas com o software Audacity, Boston, MA, EUA (versão 2.0.3), utilizando um microfone de alta qualidade (Go Mic, Samson, Hauppauge, NY, EUA) ligado a um computador portátil. A tarefa de fala consistiu em três repetições de cada frase e dez repetições da vogal /i/, escolhida por exigir uma posição elevada da língua, o que a torna a vogal mais afetada por alterações na morfologia do palato.Um grupo de 10 ouvintes, sem conhecimento prévio de fonética ou fonoaudiologia e sem saber do objetivo deste estudo, foi treinado para julgar a aceitabilidade da fala dos pacientes, de acordo com uma escala Likert. De entre as frases, foram escolhidas as que continham as consoantes com maior contacto da língua com o palato duro: as fricativas /s/,

/J/ e palatal /u/, /y/. As dimensões maxilares e o volume palatal foram medidos em moldes dentários antes e depois da expansão, usando um medidor digital. Os resultados foram os seguintes - A análise vocal mostrou um aumento na frequência de pico das consoantes fricativas (/s/,/f/) após a expansão, enquanto que não houve alteração das frequências formânticas das consoantes palatais (/u/,/y/). A vogal /i/ apresentou uma diminuição da primeira frequência de formantes, e um aumento da segunda e terceira frequências de formantes. Após a colagem, o Grupo B apresentou uma maior redução na frequência de pico das fricativas e um maior aumento nas frequências de formantes das consoantes palatais do que o Grupo A. Concluiu-se que a expansão rápida da maxila provoca uma ligeira alteração fonética nos parâmetros acústicos das consoantes e vogais. O Hyrax de dois braços causou menor comprometimento da fala do que o Hyrax de quatro braços, mostrando que o comprometimento da fala foi maior com aparelhos mais volumosos.

11) **Bilgic F et al (2018)**[3] investigaram os efeitos das alterações dentárias e esqueléticas causadas pela ERM na qualidade vocal. Eles levantaram a hipótese de que as alterações na largura nasal causadas pela ERM podem alterar a qualidade da voz e, para avaliar os efeitos da expansão rápida da maxila (ERM) na qualidade vocal, nos incisivos centrais superiores, na sutura palatina média e na cavidade nasal em pacientes com mordida cruzada maxilar, registraram tomografias computadorizadas coronais de 30 indivíduos (14 meninos, 16 meninas; idade média, 12,01 ± 0,75). Os registos foram realizados antes da ERM (T0) e no final da fase de expansão (T1). Amostras de voz de todos os pacientes foram gravadas com um microfone condensador de alta qualidade (RODE NT2-A) em um computador de mesa em T0 e T1. Foi pedido aos doentes que fonassem a vogal /a/ num habitus confortável durante pelo menos 5 segundos. As amostras de voz foram transmitidas diretamente para o computador e a parte intermédia de 3 segundos foi editada e analisada com o programa de

software Praat atualizado. A F0 média, a F0 mínima, a F0 máxima, o shimmer (luz trémula ou tremulante), o jitter (desvio da verdadeira periodicidade de um sinal presumivelmente periódico) e a relação ruído-harmónica (RNA) foram avaliados e comparados entre T0 e T1. As suas definições são as seguintes: Frequência fundamental (F0; Hz): número de vibrações da prega vocal por segundo, Jitter (%): desvio de ciclo para ciclo na frequência fundamental de um sinal, Shimmer (%): variabilidade da amplitude pico a pico entre ciclos adjacentes de vibrações da prega vocal, NHR (dB): razão média da energia inarmónica (ruído) para a energia espetral harmónica. O tratamento com ERM produziu um aumento significativo nas dimensões transversais da sutura palatina mediana e da cavidade nasal entre T0 e T1 (P ,.05). Os resultados máximos de F0 e jitter (%) diminuíram de forma estatisticamente significativa de T0 para T1 (P , .001 e P ¼ .042, respetivamente). Entre T0 e T1, shimmer (%) e shimmer (dB) apresentaram aumentos estatisticamente significativos (P ¼ .037 e P ¼ .019, respetivamente). Esses resultados concluem que, após a terapia com ERM, as diferenças na qualidade da voz foram associadas a aumentos na largura nasal. No final da terapia com ERM, as dimensões transversais da sutura palatina mediana mostraram aumentos estatisticamente significativos em todos os pacientes devido à abertura da sutura. Na tomografia computadorizada anterior, foi observada uma expansão significativa da cavidade nasal e da base esquelética da maxila. Foram obtidas alterações significativas nos parâmetros vocais de F0 máxima, jitter (%) e shimmer (% e dB). Verificou-se que as alterações nestes parâmetros vocais estavam significativamente correlacionadas com o aumento da largura da cavidade nasal, que era comummente observado após a expansão maxilar.

12) **Hamdan A,Khandakjib M,Macari A(2018)**[15] on examining Maxillary arch dimensions associated with acoustic parameters in prepubertal children recruited Trinta e cinco pacientes pré-púberes consecutivos que procuravam tratamento ortodôntico (idade média ¼ 11,41 6 1,46 anos; variação, 8 a 13,7 anos) A largura e a profundidade do arco tiveram correlações negativas moderadas e significativas com f0 e com frequência habitual. O comprimento da arcada foi igual à distância ao longo da linha média perpendicular ao plano intermolar, que passava pelas cúspides mesio-bucais do primeiro molar. O perímetro da arcada foi medido desde a cúspide mesio-bucal do primeiro molar permanente de um lado até à cúspide mesio-bucal do molar do outro lado. A largura da arcada foi medida como a distância horizontal entre as cúspides mesio-bucais dos primeiros molares direito e esquerdo. A profundidade da arcada foi igual à distância do plano intermolar (entre as cúspides mesio-bucais dos primeiros molares) até o palato. Os parâmetros vocais (frequência fundamental f0_sustentada, pitch habitual f0_count, Jitter e Shimmer) foram medidos através de análise acústica antes do início de qualquer tratamento ortodôntico. A profundidade e o comprimento da arcada foram significativamente correlacionados com o formante F3 e o formante F4, respetivamente. Os preditores da profundidade do arco incluíram as frequências das vogais F3, com uma equação de regressão significativa. Da mesma forma, a frequência fundamental f0 e as frequências das vogais do formante F3 foram preditores da largura do arco, com uma equação de regressão significativa.

Concluiu-se que existe uma associação significativa entre as dimensões do arco, particularmente o comprimento e a profundidade do arco, e os parâmetros vocais. O formante que mais prediz a profundidade e a largura do arco é o terceiro formante, juntamente com a frequência fundamental da voz. Dada a intrincada relação entre a forma do trato vocal e o som, é possível que haja uma associação entre as dimensões do arco, a frequência fundamental da fala e seus formantes. Os resultados desta pesquisa indicaram uma correlação negativa leve a moderada entre largura e perímetro do arco e f0_sustentada e f0_count. Mais ainda, a profundidade do arco correlacionou-se significativamente com o formante F3 para as vogais /a/, /i/ e /u/, e o comprimento do arco associou-se ao formante F4 para as vogais /a/, /o/ e /u/. O formante que mais se correlacionou com as dimensões do arco foi o F3. O que foi mais notável foi o valor preditivo de F3/i/ para a profundidade do arco e de F3/o/ para a largura do arco. Este estudo forneceu mais informações sobre a forte associação entre os parâmetros vocais e a morfologia do trato vocal.

13) Singh H et al(2021)[16] ,conduziram um ensaio multicêntrico para Efeitos da expansão maxilar na função auditiva e vocal em pacientes com fenda labial e palato não fissurado com deficiência maxilar transversal. 53 pacientes (26 não portadores de fissura labial e 27 portadores de fissura labiopalatina bilateral; idade média, 11,1 ± 1,8 anos) que necessitavam de expansão rápida da maxila para correção de arcos maxilares estreitos foram recrutados para este ensaio. Oito subgrupos foram estabelecidos com base no grau de perda auditiva. Foram efectuados registos audiométricos e timpanométricos de tons puros para cada sujeito em quatro períodos de tempo diferentes. O primeiro registo foi realizado antes da expansão rápida da maxila (T0), o segundo após a expansão (T1) (média de 0,8 meses), o terceiro após três meses (T2) (média de 3 meses) e o quarto no final do período de retenção (T3) (média de 6 meses). Para a análise dos dados, foram utilizados os testes ANOVA e post-hoc de Tukey. Além disso, a análise da voz foi realizada utilizando um programa de software PRAAT atualizado em um laboratório de fala computadorizado em T0 e T2. O tratamento de expansão rápida da maxila produziu um aumento significativo nos níveis de audição e nos volumes da orelha média de todos os pacientes com fissura labiopalatina bilateral e não fissurados com níveis de audição normais e com perda auditiva condutiva leve, durante os períodos de observação T0---T1, T1---T2, T0---T2 e T0--- T3 ($p < 0,05$). O aumento significativo foi observado nos volumes da orelha média direita durante os períodos T0---T1, T0---T2 e T0---T3 em pacientes não enxertados com perda auditiva moderada. Para a análise da voz, foram observadas diferenças significativas apenas entre a média da frequência fundamental (F0) em T0 e T2 e a porcentagem de jitter ($p < 0,05$) no grupo sem fissura. No grupo com fissura, não foram observadas diferenças significativas para nenhum parâmetro vocal entre os períodos T0 e T2. Em conclusão, a correção da anatomia palatina através da terapia de expansão rápida da maxila tem um efeito benéfico tanto na melhoria da audição como na função normal do ouvido médio, tanto em pacientes não fissurados como em pacientes com fissura lábio-palatina bilateral. Da mesma forma, a expansão rápida da maxila influencia significativamente a qualidade da voz em pacientes não fissurados, sem efeito significativo em pacientes com FLP, uma vez que os valores de jitter e shimmer estão associados à resistência da via aérea laríngea e ao fechamento velofaríngeo incompleto em pacientes com fissura labiopalatina.

14) Bertucci V,Stevens K, Sidhu N, Suri S, e Bressmann T(2022)[17] examinaram os efeitos da terapia com um EPR na auto-perceção do falante, nas medições acústicas da saída da fala e no processo de adaptação ao longo do tempo. Uma vez que os expansores palatinos rápidos (EPR) são normalmente utilizados em pacientes com fenda labial e palatina (FLP) antes do enxerto ósseo alveolar secundário (SABG), a sua posição e tamanho podem impedir o movimento da língua e afetar a fala. Vinte e cinco pacientes (14 do sexo masculino, 11 do sexo feminino) entre 7,20 e 11,67 anos de idade com FLPU foram incluídos no estudo, utilizando uma abordagem de amostragem de conveniência. Avaliaram como o tratamento com EPR afectava a perceção e a produção da fala dos pacientes. Para tal, foram recolhidos questionários de fala dos doentes e dos pais e gravações de fala dos doentes nos seguintes momentos: linha de base antes da inserção do EPR (T1), imediatamente após a inserção do EPR (T2), durante a expansão do EPR (T3), durante a retenção do EPR (T4), imediatamente após a remoção do EPR, mas antes da SABG (T5), e no seguimento a curto prazo após a remoção do EPR e a SABG (T6). Foram obtidas avaliações para os inquéritos aos pacientes e aos pais, pontuações de nasalância para frases não nasais e nasais, e primeiro (F1) e segundo (F2) formantes para as vogais /a/, /i/ e /u/. Nesta investigação, foram examinadas duas hipóteses (H): As avaliações dos inquéritos sobre a fala indicam que, após a implantação de um EPR, as percepções dos pacientes e dos pais sobre a disfunção e o sofrimento relacionados com a fala irão piorar. Após a colocação do EPR, a articulação das vogais altas frontais e altas traseiras, /i/ e /u/, seria centralizada, como evidenciado pelo aumento ou diminuição dos segundos formantes nas gravações de fala. Observou-se que, em T2, as classificações diminuíram, enquanto F1 e F2 para a vogal /a/ permaneceram iguais. F1 aumentou e F2 diminuiu para a vogal /i/. F2 diminuiu e F1 manteve-se estável para a vogal /u/. A nasalância permaneceu inalterada. Em T4, todas as medidas de resultado voltaram aos níveis de T1. Os autores chegaram à conclusão de que os efeitos negativos iniciais do implante de EPR na perceção e produção da fala diminuíram até à linha de base antes de serem eliminados. Isso é significativo porque, no caso da população de FLP, o tratamento ortodôntico na dentição mista geralmente envolve várias fases, e um RPE é provavelmente um dos primeiros aparelhos colocados nessa altura. Uma má primeira experiência pode ter efeitos a longo prazo sobre o resto da terapia ortodôntica, que em pacientes com FLP é frequentemente prolongada por muitos mais anos. Os pacientes podem se beneficiar do conhecimento sobre o comprometimento temporário da fala e o desconforto, a fim de se prepararem melhor para o tratamento.

METODOLOGIA

A investigação foi efectuada através da pesquisa de registos de bases de dados de 15 anos com base nos seguintes critérios de inclusão e exclusão:

I. Critérios de inclusão:

1. Estudo de coorte 2. ensaio de controlo aleatório 3. estudos transversais

4. indivíduos submetidos a expansão ortodôntica

5. indivíduos que tenham sido submetidos a expansão ortodôntica

II. Critérios de exclusão:

1. Doentes com comorbilidades

2. Outros estudos para além da língua inglesa

3. Relato de caso

4. Cartas ao editor

PERGUNTA CENTRADA: Existe algum impacto da expansão maxilar na fonética?

OBJETIVOS: Verificar o efeito da expansão maxilar na fonética.

ESTRATÉGIA DE PESQUISA

A literatura foi pesquisada de forma sistemática e os estudos foram identificados com base no PICO (Glossário de Termos Baseados em

Evidências 2007)

1.P - A população está limitada a pacientes com tratamento de expansão ortodôntica

2. I - A intervenção incluiu a expansão rápida ou lenta da maxila.

3.C - A fala foi comparada com a dos indivíduos normais não submetidos a expansão ortodôntica.

4.O-Os resultados medidos em termos de mudanças na fonética após a expansão ortodôntica.

Questão de investigação: Existe algum impacto da expansão maxilar na fonética?

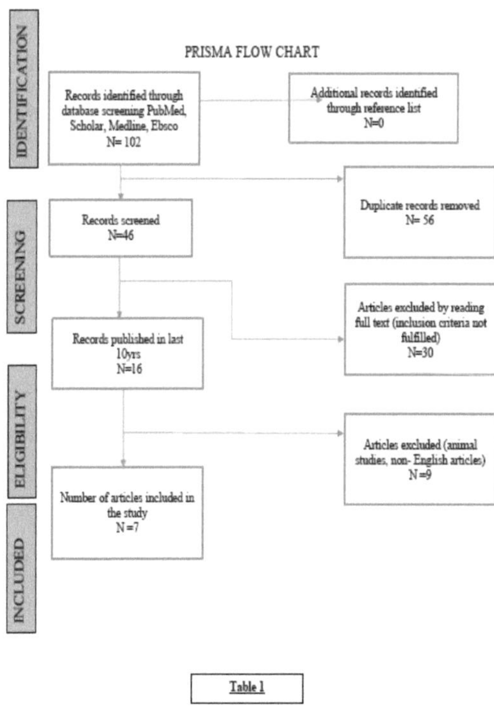

Table 1

RESULTADOS

S. NÃO.	PRIMEIRA AUTHOU	DESENHO DO ESTUDO	TIPO DE AMOSTRA	TAMANHO DA AMOSTRA	CONCLUSÃO
1	Pinto de Moura C. (2008)	Prospetiva, estudo clínico	Consecutivo	26 As crianças foram depois divididas em três grupos de acordo com a idade: quatro a seis anos, sete a nove anos e dez a 12 anos	Variáveis como a articulação dos sons da fala e a mobilidade da língua mostraram mais melhorias no grupo de expansão rápida da maxila do que no grupo de controlo, presumivelmente devido ao aumento do espaço na cavidade oral, que permitiu uma melhor mobilidade e, consequentemente, um discurso mais inteligível, mas as diferenças entre os dois grupos não foram aparentes na avaliação da terapia da fala.
2	Sari, E.(2009)	Estudo clínico prospetivo	Consecutivo	seis doentes ortopédicos (três do sexo masculino e três do sexo feminino), com idades compreendidas entre os 16 e os 29 anos (quer dizer: 20, SD: 2.5 anos)	Uma pequena alteração no seu volume, devido à rápida expansão cirúrgica da maxila, foi suficiente para que houvesse uma diferença acústica. A alteração da cavidade oral anterior produziu a observação de um F2 baixo, especialmente para as vogais anteriores, como [i] e [œ]. No entanto, a influência foi muito pequena para causar qualquer diferença nas propriedades acústicas das outras vogais.
3	Antho ny T. Macari (2015)	estudo transversal	Consecutivo	14 com idades compreendidas entre os 9,6 anos e os 15 anos, com um maxilar inferior apertado, foram submetidos a	A aplicação da ERM no tratamento da constrição maxilar leva a um rebaixamento significativo do primeiro e segundo formantes para a vogal /a/ na maioria dos sujeitos. Os indivíduos submetidos a uma aplicação maxilar rápida devem estar conscientes da potencial

				ng RME	alteração da qualidade da voz, especialmente no caso de utilizadores profissionais da voz
4	Gize m Yurtt adur(2016)	estudo clínico prospetivo e controlado.	consecutivo	O grupo tratado incluía 20 sujeitos (14 mulheres e 6 homens, idade média: 12-17), tal como o grupo de controlo (13 mulheres, 7 homens; idade média: intervalo: 12-17) totalizando 40 temas	A RME não altera a qualidade vocal ou a ressonância, pelo que pode ser utilizada com segurança nos doentes.
5	Biondi E. (2017)	estudo prospetivo, controlado, clínico	consecutivo	Trinta e cinco pacientes agendados para RME foram divididos em dois grupos: Grupo A (Hyrax de dois braços com banda) e Grupo B (Hyrax de quatro braços com banda) Hyrax)	A análise vocal mostrou um aumento no pico de frequência das consoantes fricativas (/s/,/f/) após a expansão, enquanto que não houve alteração das frequências formânticas das consoantes palatais (/u/,/y/).A expansão rápida da maxila provoca uma ligeira alteração fonética nos parâmetros acústicos das consoantes e vogais. O Hyrax de duas hastes causou menos problemas de fala do que o Hyrax de quatro hastes durante o tratamento, mostrando que o problema de fala era maior com aparelhos mais volumosos.

6	Fundagul Bilgic(2018)	estudo prospetivo e clínico	consecutivo	O grupo de tratamento incluiu 30 indivíduos (16 mulheres e 14 homens, idade média: 12.01 ± 0,75) que necessitaram de ERM para correção de mordida cruzada unilateral ou bilateral e tratamento ortodôntico	Uma quantidade significativa de expansão da cavidade nasal e da base esquelética da maxila foi observada na tomografia computadorizada anterior. Foram obtidas alterações significativas nos parâmetros vocais de F0 máxima, jitter (%) e shimmer (ambos As alterações nos parâmetros vocais foram significativamente correlacionadas com o aumento da largura da cavidade nasal
7	Harpreet Singh(202 1)	ensaio prospetivo controlado	consecutivo	53 pacientes (26 sem fenda e 27 fenda labiopalatina bilateral; idade média, 11.1 ± 1.8 anos) que necessitavam de uma expansão rápida do maxilar para correção de arcos maxilares estreitos foram recrutados para este ensaio.	Para a análise da voz, foram observadas diferenças significativas apenas entre a média da frequência fundamental (F0) e a porcentagem de jitter entre T0 e T2 ($p < 0,05$) no grupo sem fissura. No grupo com fissura, não foram observadas diferenças significativas para nenhum parâmetro vocal entre os períodos T0 e T2. A correção da anatomia palatina pela terapia de expansão rápida da maxila influencia significativamente a qualidade vocal em pacientes não fissurados, sem efeito significativo em pacientes com FL/P

Quadro 2

DISCUSSÃO

A expansão da maxila tem sido utilizada por rotina como procedimento de tratamento para corrigir a deficiência transversal da maxila. Também é utilizada para o tratamento precoce da mordida cruzada em crianças e adolescentes, abrindo a sutura palatina média que não está fundida nesta idade, de modo a aumentar o comprimento e a largura da arcada superior. As outras caraterísticas observadas em doentes com deficiência maxilar são a obstrução nasal, a presença de apinhamento, a respiração bucal, a postura da língua inferior e o elevado volume das vias aéreas intra-orais.

O principal objetivo da ERM é alargar a arcada maxilar, mas os seus efeitos estendem-se para além da maxila, uma vez que esta está unida a dez outros ossos da face e da cabeça. Os defensores da expansão rápida da maxila afirmam que ela resulta em mais movimento esquelético e menos movimento dentário, ou inclinação. Não há tempo suficiente para o movimento dentário quando forças fortes e rápidas são aplicadas nos dentes posteriores; em vez disso, as forças são transmitidas para as suturas. [7]

Uma vez que a expansão rápida da maxila aumenta a largura e o volume nasais, também é utilizada para corrigir a obstrução nasal e o aumento do volume da nasofaringe e da cavidade nasal pode corrigir o padrão de respiração nasal para o padrão de respiração oral. Os indivíduos que recebem este tratamento podem sofrer alterações na qualidade da voz devido a alterações esqueléticas provocadas pela expansão maxilar quando a via aérea superior é expandida. [11]

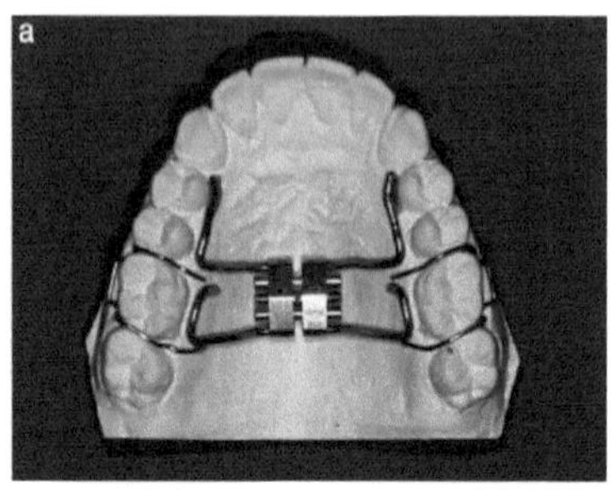

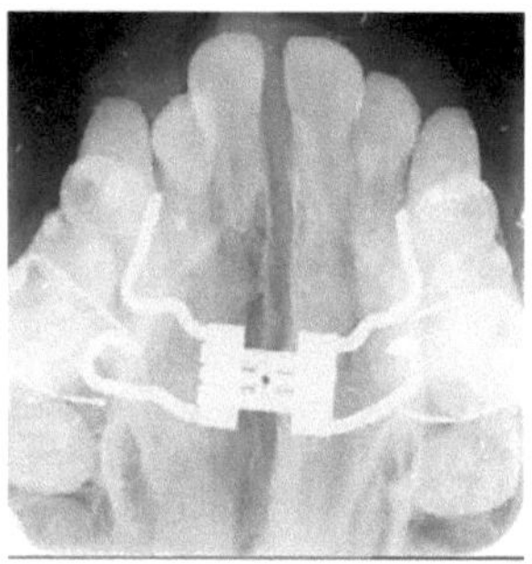

Uma causa que contribui para os problemas vocais é a obstrução nasal. A interação dos sistemas respiratório, laríngeo e de ressonância é um fator chave no complexo processo fisiológico da formação da voz. A produção das vogais é significativamente influenciada pela localização e gravidade da constrição do trato vocal, que varia consoante a vogal que está a ser produzida. A posição e o grau de constrição do trato vocal, que variam consoante a vogal que está a ser produzida, têm um impacto substancial na produção das vogais. Toda a cavidade vocal, incluindo a língua, os lábios, o palato e a faringe, está envolvida na configuração do trato vocal para a produção das vogais. A posição da língua determina principalmente a localização e o grau de constrição do trato vocal. Como existe uma relação estreita entre a localização e a gravidade da constrição do trato vocal, as frequências dos formantes e as vogais, existe também uma relação estreita entre a posição da língua e as frequências dos formantes, que tem sido a base de muitos estudos. [19]

Em muitos estudos sobre distúrbios motores da fala e da audição, observa-se que há uma forte associação entre a compreensibilidade da fala e o espaço acústico das vogais. Esta foi também a base dos estudos utilizados nesta revisão. [12]
As vogais e as consoantes diferem principalmente no facto de as vogais ressoarem na garganta. Os formantes são as frequências de ressonância do trato vocal durante a pronúncia de uma vogal. As vogais são classificadas na fala contínua com base nos seguintes formantes: F1, F2 ,F3 e assim por diante. Normalmente, a extensão do espaço acústico das vogais é medida através de medições de F1 e F2 num momento próximo das vogais de canto. Para reduzir os efeitos coarticulatórios das consoantes adjacentes, avalia-se o ponto médio. Os espaços vocálicos avaliados desta forma têm-se revelado indicadores importantes da compreensibilidade da fala em falantes com muitas doenças diferentes (como disartria, deficiência auditiva).

De acordo com os pressupostos subjacentes, a área constrita geralmente aumenta quando a primeira frequência do formante (F1) aumenta, e avança anteriormente quando a segunda frequência do formante (F2). A determinação das áreas do espaço acústico das vogais derivadas das medidas de F1 e F2 das cinco vogais primárias tem sido afetada pelo conhecimento da ligação entre a posição da língua e as duas primeiras frequências de formantes. [13] De acordo com Anthony T. Macari (2015)[11] , o arco maxilar é uma das estruturas do trato vocal cujas ressonâncias dentro da laringe moldam e controlam a gama de frequências sonoras que são produzidas pela laringe. Nos seus estudos anteriores, estabeleceram uma relação entre a estrutura craniofacial e a voz. Os resultados mostraram que os comprimentos da maxila e da mandíbula estavam negativamente associados à frequência fundamental e ao tom normal. Neste estudo de 14 pacientes com idades compreendidas entre os 8 e os 15 anos, em busca de tratamento ortodôntico utilizando a ERM para uma maxila constrita, descobriram que a Expansão Rápida da Maxila tem um impacto na fonética. Eles também descobriram que havia uma correlação positiva entre o formante F1/a/ e o perímetro do arco e o formante F2/u/ e a largura do arco, e entre a variação nos formantes das vogais /a/, /i/, /o/ e /u/ e a variação nas dimensões do arco. Além disso, o formante F4/o/ e a largura do arco e o formante F4/u/ e a profundidade do arco apresentaram uma correlação alta e negativa. Os resultados do estudo demonstraram inequivocamente que o uso de um expansor palatal no tratamento da constrição maxilar em pacientes pediátricos resulta numa redução notável dos 1st e 2nd formantes da vogal /a/. Num estudo popular de Yurttadur(2016)[12] foram recolhidas amostras de voz de todos os pacientes em T1, que representa o início das medições para o grupo de controlo e antes da cimentação do expansor palatino para o grupo de tratamento, e T2, que representa o período de quatro meses após a primeira medição do grupo de controlo e o fim do período de retenção (remoção do aparelho) para o grupo de tratamento, a fim de examinar as implicações da expansão rápida da maxila e das alterações nasais na função vocal no final da expansão. Nesse estudo, após a retirada do aparelho, o grupo em que foi realizada a expansão apresentou uma diminuição nas frequências dos formantes 1 e 2 e um aumento na frequência do formante 3. No entanto, como esses achados não tiveram significância estatística, a ERM pode ser usada com segurança nos pacientes, pois não tem efeito sobre a qualidade vocal ou ressonância. Achados semelhantes foram observados no estudo conduzido por Fundagul Bilgic (2018)[3] , que analisou como as alterações ósseas e dentárias relacionadas à ERM afetavam a qualidade vocal. Foi levantada a hipótese de que as alterações induzidas pela ERM na largura nasal poderiam afetar a qualidade da voz. Nesta investigação, avaliaram e contrastaram Frequência fundamental (F0 medida em Hz): o número de vibrações da prega vocal por segundo; jitter (%): a frequência fundamental da variação de ciclo para ciclo de um sinal; Shimmer (%) é a variação da amplitude entre os picos de ciclos sucessivos de vibração da prega vocal; NHR (dB) é a razão média da energia espetral harmónica em T0 (antes da ERM) para a energia inarmónica (ruído) e T1 (três meses após a ERM). Quando o arco nasal é expandido, as paredes laterais da cavidade nasal se separam, fazendo com que o aparelho utilizado para expandir a sutura palatina mediana afete o volume nasal. A respiração torna-se mais fácil devido ao aumento da distância entre as paredes laterais da cavidade nasal, o que também aumenta a área de secção transversal da passagem nasal e da cavidade. A qualidade da voz também pode ser afetada pelas alterações esqueléticas provocadas pelo alargamento e pela maior dimensão do trato respiratório superior. A conclusão do presente estudo de que a ERM alterou muito a qualidade da fala foi apoiada pelo facto de a percentagem de shimmer ter aumentado significativamente, enquanto a percentagem de jitter diminuiu significativamente. De acordo com certas teorias, os valores de jitter e shimmer estão ligados ao fechamento parcial da velofaringe e à resistência da via aérea laríngea. Os resultados do presente estudo são opostos aos do estudo de Yurttadur et al[12] , que concluíram que, uma vez que a expansão não teve qualquer efeito discernível nas percentagens de F0, jitter ou shimmer, nas métricas NHR, APQ ou RAP, a expansão não alterou a qualidade ou a ressonância da voz. A razão provável para essa variação é a faixa etária mais ampla do presente estudo. Concluiu-se que há uma correlação substancial entre o alargamento da cavidade nasal e as mudanças nas caraterísticas da voz. Abdul-Latif Hamdan(2015)[15] em seu estudo relacionou as dimensões do arco maxilar com parâmetros acústicos em crianças pré-púberes, e descobriu-se que há uma forte correlação entre os parâmetros de voz e as dimensões do arco, em particular, comprimento e profundidade. O formante da fala que mais prediz a profundidade e a largura do arco é o terceiro formante (F3). Os achados deste estudo foram comparáveis aos de Macari (2015)[11] . Os resultados deste estudo mostram que há uma relação entre as dimensões do arco, a frequência fundamental da fala e seus constituintes. Os resultados deste estudo mostraram uma pequena correlação negativa entre a largura do arco e a circunferência. Além disso, a profundidade do arco foi significativamente correlacionada com o formante F3 das vogais /a/, /i/ e /u/, e o comprimento do arco foi significativamente correlacionado com o formante F4 das vogais /a/,/i/, /o/ e /u/. O formante mais correlacionado com as dimensões do arco foi o F3. O valor preditivo da profundidade do arco F3/i/ e da largura do arco F3/o/ foi mais notável. Todos esses achados concluem que há uma relação importante entre as dimensões do arco, especialmente o comprimento e a profundidade do arco, e o som. Um ECR prospetivo multicêntrico foi realizado por Harpreet Singh et al

(2022)[16] , no qual foi estudada a influência da expansão da maxila nas funções vocais e auditivas em pré-adolescentes que não tinham fissura labiopalatina e naqueles com FLP bilateral com constrição maxilar transversa. O estudo analisou intervalos de observação designados (T0-T1, T1-T2, T0-T2 e T0-T3), e as crianças de ambos os grupos mostraram um aumento significativo nos volumes da orelha média e nos níveis de audição, sendo que T0 denota registros feitos antes da expansão, T1 registros feitos 0,8 meses após a expansão, T2 3 meses após a expansão e T3 no período de retenção. Com isso, conclui-se que a ERM afeta significativamente a qualidade fonética em pacientes sem fissura, mas não tem efeito significativo em pacientes com FLP bilateral. Os registos acústicos foram realizados em T2, após a remoção do aparelho de ERM, uma vez que este altera a fala através da alteração do volume palatal e da posição da língua. Após a remoção do aparelho, o grupo com fissura no presente estudo apresentou uma redução estatisticamente insignificante na frequência fundamental média. Isso foi oposto às conclusões do estudo de Gonzalez (2015)[15] , no qual as medidas de frequência fundamental, porcentagens de jitter ou shimmer e relação de ruído harmônico após a expansão em pacientes com FLP bilateral não mostraram alterações estatisticamente significativas, enquanto houve um aumento na F0 (frequência fundamental) e maior perturbação de shimmer em pacientes com fissura labiopalatina unilateral curada. Por outro lado, o grupo sem fissura teve uma porcentagem de jitter e F0 significativamente menor, o que é semelhante aos resultados de Bilgic et al. (2018)[3] Luca Cerritelli et al (2022)[21] apresentaram uma perspetiva otorrinolaringológica sobre a expansão rápida da maxila (ERM) e encontraram uma associação entre a ERM e a voz da seguinte forma - A ERM pode alterar a ressonância e a qualidade da voz, fazendo com que as vias aéreas aumentem em termos de largura palatina e nasal, volume geral e forma. A ERM também pode afetar a postura da língua e o volume palatal e foi apoiada pelos 4 estudos centrados em como a ERM afeta as mudanças de voz por Biondi (2017)[14] ,. Bilgic F et al.(2018)[3] , Macari et al. (2015)[11] ,Yurttadur et al. (2016)[12] O processo pelo qual a voz é formada está intrinsecamente ligado ao sistema respiratório, à laringe, ao palato e à língua. Os movimentos das cordas vocais fornecem os parâmetros acústicos que determinam a qualidade e a ressonância da voz. Como visto nos estudos, o aumento das cavidades nasais e orais induzido pela ERM pode alterar essas caraterísticas. A qualidade vocal e a ressonância também podem ser afetadas pelas dimensões e formato do espaço acústico. O impacto dos aparelhos ortodônticos na fala tem sido objeto de inúmeros estudos, e os resultados mostram que qualquer anormalidade dos tecidos ósseos, musculares, dentários ou moles, bem como qualquer dispositivo que afete a aparência ou o movimento dos articuladores dos sons da fala, pode ter um impacto na emissão da fala. Foi observada uma correlação substancial entre o aumento da largura da cavidade nasal e as mudanças nas caraterísticas da voz. Devido à abertura da sutura, todos os pacientes apresentaram aumento estatisticamente significativo nas dimensões transversais da sutura palatina mediana após o término da terapia com ERM. Com a colocação inicial do aparelho na boca, a fonética foi distorcida, mas melhorou gradativamente com o passar do tempo. Os resultados desses estudos serão úteis para o aconselhamento pré-tratamento dos pacientes e suas famílias, para que saibam o que esperar do tratamento.

RESUMO E CONCLUSÃO

A expansão da maxila é um procedimento ortodôntico frequentemente realizado para a expansão da arcada superior, daí esta revisão sistemática ter sido efectuada para estudar as suas implicações na fonética, o estudo dos sons da fala, uma vez que pode influenciar a forma como os indivíduos articulam e produzem os sons. A maioria dos estudos analisados nesta revisão mostra que a expansão maxilar tem um impacto na qualidade da voz, mas não é estatisticamente significativo. Apenas dois estudos, Bilgic (2018)[3] e Macari (2015)[11] , mostram que mudanças significativas foram observadas na fonética após a expansão maxilar. A terapia de ERM modifica o som da vogal /i/, bem como as fricativas, mas não tem efeito discernível nas consoantes palatais. A expansão rápida da maxila (ERM) pode causar alterações significativas na forma dos tecidos orais, nasais e faríngeos, o que pode auxiliar na respiração e na correção da mordida cruzada dentária. É importante salientar que os efeitos da expansão maxilar na fonética podem variar de indivíduo para indivíduo, e o impacto global depende de factores como a extensão da expansão e as caraterísticas específicas dos padrões de fala de cada pessoa. Os profissionais de ortodontia e os terapeutas da fala trabalham em colaboração para resolver quaisquer preocupações relacionadas com a fala durante e após o tratamento de expansão maxilar, assegurando que os resultados ortodônticos desejados são alcançados sem comprometer a função da fala.

REFERÊNCIAS

[1] Bishara SE, Staley RN. Expansão da maxila: implicações clínicas. Am J Orthod Dentofacial Orthop. 1987;91:3- 14.

[2] Lee J, Shaiman S, Weismer G. Relação entre as posições da língua e as frequências dos formantes em falantes do sexo feminino. The Journal of the Acoustical Society of America. 2016 Jan 1;139(1):426-40.

[3] Bilgiç F, Damlar i, Sürmelioglu Ö, Sözer ÖA, Tatl1 U. Relação entre a função vocal e os efeitos esqueléticos da expansão rápida da maxila. The Angle Orthodontist. 2018 Mar 1;88(2):2027.

[4] Stevens K, Bressmann T, Gong SG, Tompson BD. Impacto de um expansor palatino rápido na articulação da fala. Am J Orthod Dentofacial Orthop. 2011;140:67-75.

[5] Laine T. Associações entre distúrbios articulatórios na fala e anomalias oclusais. Revista Europeia de Ortodontia. 1987 maio 1;9(2):144-50.

[6] Pahkala R, Laine T, Närhi M. Associações entre diferentes disfunções orofaciais em crianças de 9-11 anos de idade. The European Journal of Orthodontics. 1995 Dec 1;17(6):497-503.

[7] De Moura CP, Andrade D, Cunha LM, Tavares MJ, Cunha MJ, Vaz P, Barros H, Pueschel SM, Clemente MP. Síndrome de Down: efeitos otorrinolaringológicos da expansão rápida da maxila. The journal of laryngology & otology. 2008 Dec;122(12):1318- 24.

[8] Sari E, KiliÇ MA. Os efeitos da expansão cirúrgica rápida da

maxila (ERM) nos formantes das vogais. Clinical linguistics & phonetics. 2009 Jan 1;23(6):393-403.

[9] De Felippe NL, Da Silveira AC, Viana G, Smith B. Influência dos expansores palatinos no conforto oral, fala e mastigação. American journal of orthodontics and dentofacial orthopedics. 2010 Jan 1;137(1):48-53.

[10] Stevens K, Bressmann T, Gong SG, Tompson BD. Impacto de um expansor palatino rápido na articulação da fala. American Journal of Orthodontics and Dentofacial Orthopedics (Jornal Americano de Ortodontia e Ortopedia Facial). 2011 Aug 1;140(2):e67-75.

[11] Macari AT, Ziade G, Khandakji M, Tamim H, Hamdan AL. Efeito da expansão rápida da maxila na voz. Journal of Voice. 2016 Nov 1;30(6):760-e1

[12] Yurttadur G, Basc1ftc1 FA, Ozturk K. Os efeitos da expansão rápida da maxila na
função de voz. The Angle Orthodontist. 2017 Jan 1;87(1):49-55

[13] Lee J, Shaiman S, Weismer G. Relação entre as posições da língua e as frequências dos formantes em falantes do sexo feminino. The Journal of the Acoustical Society of America. 2016 Jan 1;139(1):426-40.

[14]. Biondi E, Bandini A, Lombardo L, Orlandi S, Siciliani G, Manfredi C. Análise fonética durante o tratamento com expansor rápido da maxila. Ortodontia e investigação craniofacial. 2017 Feb;20(1):21-9.

[15] Hamdan AL, Khandakji M, Macari AT. Dimensões do arco

maxilar associadas a parâmetros acústicos em crianças pré-púberes. The Angle Orthodontist. 2018 Jul 1;88(4):410-5.

[16] Singh H, Maurya RK, Sharma P, Kapoor P, Mittal T, Atri M. Efeitos da expansão maxilar na função auditiva e vocal em pacientes sem fissura lábio-palatina e com fissura lábio-palatina com deficiência transversal da maxila: um estudo multicêntrico randomizado e controlado. Jornal Brasileiro de Otorrinolaringologia. 2021 Jul 5;87:315-25.

[17] Bertucci V, Stevens K, Sidhu N, Suri S, Bressmann T. The Impact of Fan-Type Rapid Palatal Expanders on Speech in Patients With Unilateral Cleft Lip and Palate (O Impacto dos Expansores Palatais Rápidos do Tipo Leque na Fala de Pacientes com Fenda Labial e Palatina Unilateral). O Jornal Cleft Palate-Craniofacial. 2022 Mar 7:10556656221084541.

[18] Balasubramanian S, Kalaskar R, Kalaskar A. Rapid Maxillary Expansion and Upper Airway Volume (Expansão Rápida da Maxila e Volume das Vias Aéreas Superiores): Revisão Sistemática e Meta-análise sobre o Papel da Expansão Rápida da Maxila na Respiração pela Boca. Jornal Internacional de Odontopediatria Clínica. 2022 Sep;15(5):617.

[19] Carl M, Icht M. Análise acústica das vogais e inteligibilidade da fala em jovens adultos falantes de hebraico: Disartria do desenvolvimento versus desenvolvimento típico. Jornal Internacional de Distúrbios da Linguagem e Comunicação. 2021 Mar;56(2):283-98.

[20] Kent RD, Vorperian HK. Medições estáticas das frequências e

larguras de banda dos formantes das vogais: Uma revisão. Jornal de distúrbios da comunicação. 2018 Jul 1;74:74-97

[21] Cerritelli L, Hatzopoulos S, Catalano A, Bianchini C, Cammaroto G, Meccariello G, Iannella G, Vicini C, Pelucchi S, Skarzynski PH, Ciorba A. Expansão Rápida da Maxila (ERM): Uma Perspetiva Otorrinolaringológica. Jornal de Medicina Clínica. 2022 Sep 5;11(17):5243.

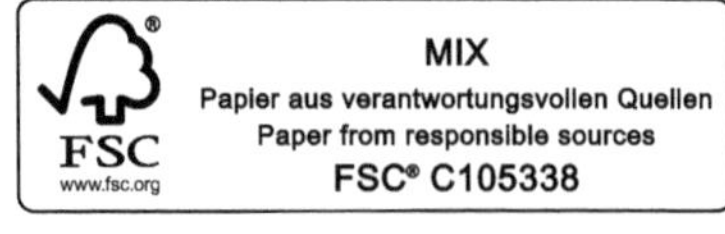

Printed by Books on Demand GmbH, Norderstedt / Germany